N° 4509
1861

ACADÉMIE IMPÉRIALE DE MÉDECINE.

DISCUSSION MÉDICO-LÉGALE

SUR

L'OPÉRATION CÉSARIENNE

POST MORTEM

OBSERVATIONS DE M. TREBUCHET,

Membre de l'Académie.

SÉANCE DU 23 AVRIL 1861.

PARIS

J.-B. BAILLIÈRE ET FILS

LIBRAIRES DE L'ACADÉMIE IMPÉRIALE DE MÉDECINE

Rue Hautefeuille, 19.

1861

DISCUSSION MÉDICO-LÉGALE

SUR

L'OPÉRATION CÉSARIENNE

POST MORTEM

OBSERVATIONS DE M. TREBUCHET,

Membre de l'Académie.

SÉANCE DU 23 AVRIL 1861.

Messieurs ,

Après m'être fait inscrire pour prendre la parole dans la question relative à l'*hystérotomie post mortem*, j'ai espéré un instant pouvoir y renoncer. J'en étais heureux, pour moi personnellement et surtout pour vous qui devez attendre avec impatience la fin de ces débats.

Je me suis demandé, en effet, si cette importante question n'allait pas recevoir une solution satisfaisante ; si j'avais à dire quelque chose d'utile, après les éminents collègues qui ont occupé cette tribune.

Mais, les conclusions de votre commission, la manière dont on a interprété les lois et les règlements en vigueur, et les arguments qu'on en a tirés, m'ont fait de nouveau étudier la question, en remontant à son point de départ et ne m'ont plus permis de garder le silence.

1861

Au point de vue des principes généraux qui dominent la profession médicale, je n'ai rien à ajouter aux discours de MM. Depaul, Tardieu et Devergie; je partage, sans aucune réserve, leur opinion sur la liberté d'action qui doit être laissée aux médecins dans les cas dont il s'agit, et sur l'étendue de leur responsabilité; je pense qu'il serait inintelligent de vouloir appliquer dans tous les cas et d'une manière absolue, à l'opération césarienne *post mortem*, les règlements existant sur les autopsies, le moulage, etc.; j'admets enfin, toute la différence qui existe entre ces opérations.

Mais, si je suis d'accord avec eux sur ces différents points; si les considérations qu'ils ont développées avec un si rare talent, ont pu modifier, à certains égards, les opinions que je m'étais formées, dès l'origine de la discussion, et je les en remercie, car, n'ayant pas de parti pris à l'avance, je ne demande qu'à m'éclairer, je ne peux cependant admettre avec mes savants collègues, que la loi n'a rien à voir dans la question qui nous occupe. C'est, suivant moi, une proposition pour le moins hasardée, et j'ajouterai, dangereuse. C'est principalement sur ce point important, que je vais me permettre, messieurs, de vous soumettre quelques courtes observations.

Cette question présente assez de gravité; elle touche trop intimement à la responsabilité médicale; elle jette trop d'incertitude dans quelques esprits, pour qu'elle ne soit pas examinée sous toutes ses faces; pour qu'on ne doive pas, avant de la résoudre, étudier les textes et l'esprit des règlements que l'on interprète de tant de manières.

MM. Tardieu et Devergie connaissent tout aussi bien que moi le caractère exceptionnel des règlements de police existant à Paris; et cependant, en lisant leur argumentation, on pourrait en inférer, ce qu'ils n'ont certainement pas voulu établir, que ces règlements s'étendent à toute la France. Il n'en est pas ainsi, et je crois utile d'expliquer, en cette circonstance, l'économie de la loi applicable à l'espèce. Je comprends toute l'aridité de ces explications, mais elles me paraissent indispensables pour mieux faire ressortir les difficultés de la question.

L'article 77 du Code civil porte : « Aucune inhumation ne
» sera faite sans une autorisation sur papier libre et sans
» frais, de l'officier de l'état civil qui ne pourra la délivrer
» qu'après s'être transporté auprès de la personne décédée et
» que vingt-quatre heures après le décès, sauf les cas prévus
» par les règlements de police. »

Cette disposition du Code civil n'a fait que consacrer, en
les généralisant pour toute la France, les coutumes qui exis-
taient dans le siècle dernier. On sait qu'à cette époque, le
service des inhumations n'était réglé que par des usages
locaux variant suivant chaque paroisse. Cependant, les rituels
de presque tous les diocèses ne permettaient d'enterrer les
morts que vingt-quatre heures après le décès, « afin de
» prévenir (je cite textuellement), LES INCONVÉNIENTS qui s'en-
» suivent des inhumations précipitées. »

Aujourd'hui donc, l'article 77 du Code civil est la seule
disposition légale applicable aux inhumations dans tout le
territoire de l'empire.

Ainsi, dans l'économie de la loi, il faut, avant de procéder
à l'inhumation, *que l'officier de l'état civil intervienne* (n'ou-
blions pas cette circonstance), qu'il s'assure du décès, qu'il
le constate par un acte régulier ; puis, ces opérations termi-
nées, qu'il délivre une autorisation d'inhumer, c'est-à-dire,
qu'il déclare avoir rempli sa mission, et qu'en ce qui le
concerne, il n'y a plus d'obstacle à ce que l'inhumation ait
lieu.

Arrive ensuite la sage disposition qui défend de trop préci-
piter l'inhumation, qui exige un délai de vingt-quatre heures
avant qu'elle s'exécute, afin de rendre impossibles les funestes
conséquences d'une mort apparente.

Mais, il est bien entendu que l'autorité n'est aucunement
liée par ce délai, et que si des circonstances quelconques le
lui font paraître insuffisant, elle peut toujours ordonner qu'il
soit sursis à l'inhumation.

Enfin, et dans un ordre d'idées opposé, il peut arriver des
cas où de graves considérations d'intérêt public rendraient
nécessaire une exception à cette règle de vingt-quatre heures;

où, notamment, par suite d'épidémies, de maladies con-
tagieuses, de putréfaction avancée, etc., il y aurait urgence
à hâter l'inhumation. C'est ce qu'a prévu l'article 77 dont
nous venons de rappeler les dispositions.

Telle est, nous le répétons, la règle générale pour toute la
France.

Mais, à Paris, on a senti la nécessité de commenter en
quelque sorte, par des règlements particuliers, les prescriptions du Code civil. Ainsi, on a déterminé d'une manière certaine, le moment à partir duquel doit courir le
délai de vingt-quatre heures. On savait que des déclara-
tions inexactes sur le jour et l'heure des décès avaient été
faites, dans l'intention de hâter l'inhumation ; et en présence des difficultés qu'aurait présentée dans certaines circonstances, la recherche de la vérité, et afin de prévenir
d'aussi graves abus, des arrêtés de M. le préfet de la Seine,
le dernier en date du 25 janvier 1841, ont décidé que le
délai de vingt-quatre heures courrait seulement à partir de
la déclaration du décès à la mairie (ce qui s'entend de la
première déclaration verbale).

Ce même arrêté porte que, pendant ce délai, on ne pourra
procéder ni à l'ensevelissement, ni à la mise en bière, ni, en
général, à aucune disposition tendant à convertir en mort
réelle, une mort qui ne serait qu'apparente.

Il est bien entendu qu'il est fait exception à cette règle,
*lorsqu'il y a dissolution commencée et constatée par le médecin
vérificateur des décès.* Enfin, nous ne devons pas oublier l'arrêté du préfet de la Seine, en date du 21 vendémiaire an IX,
prescrivant « de laisser le corps sur le lit la face découverte,
depuis le moment du décès jusqu'à l'ensevelissement ; d'éviter
de lui couvrir et envelopper le visage; de ne pas l'enlever
de son lit pour le déposer sur un sommier de paille ou de crin
et d'éviter de l'exposer à un air trop froid. » Ces prescriptions
sont toujours en vigueur. Elles sont rappelées par l'arrêté
précité du 25 janvier 1841, rappelé lui-même par un acte pos-
térieur en date du 24 août 1846.

En second lieu, et dans le même but, une ordonnance du

préfet de police du 6 septembre 1839, et non un arrêté du préfet de la Seine de 1844, comme on l'a dit, porte qu'il ne pourra être procédé dans le ressort de la préfecture de police, au moulage, à l'autopsie, à l'embaumement ou à la momification des cadavres, avant l'expiration du délai de vingt-quatre heures, *à moins d'une autorisation spéciale.*

Si ces opérations sont faites dans les délais voulus, il suffit d'en faire une simple déclaration au commissaire de police à Paris, et au maire dans les communes rurales.

Mais, et nous le répétons, les arrêtés de M. le préfet de la Seine ne sont applicables qu'à Paris, l'ordonnance de M. le préfet de police n'est applicable que dans l'étendue de son ressort.

Ajoutons enfin, pour compléter ce qui concerne cette organisation exceptionnelle dans le département de la Seine, qu'à Paris, des médecins sont chargés de remplacer les maires pour la constatation des décès à domicile.

Des règlements et institutions analogues à ceux que nous venons de rappeler, existent dans quelques villes de France, mais ce n'est qu'exceptionnellement, il ne faut pas l'oublier. La majorité des communes de l'empire restent soumises purement et simplement aux dispositions de l'article 77 du Code civil, dont l'exécution est confiée aux maires de ces communes qui ne l'interprètent pas toujours de la même façon.

Et cependant on ne peut nier la sagesse de ces dispositions, dont on retrouve les traces dans la loi romaine. Il y avait, en effet, à Rome, des personnes chargées de visiter les morts et de faire les épreuves nécessaires pour constater la réalité et le genre de mort.

En Angleterre, au siècle dernier, les inhumations ne pouvaient être faites que trois jours après le décès et *après une visite de jurés.* Nous pourrions multiplier ces exemples.

Quoi qu'il en soit, le préfet de police, par l'ordonnance de 1839, n'a fait qu'appliquer, en vertu des pouvoirs qu'il tient des lois organiques qui déterminent ses attributions, des dispositions découlant naturellement de l'article 77 du Code civil, dont elles sont en quelque sorte le commentaire ; cela ne doit pas être perdu de vue. Il ne dépend pas, en effet, du préfet de police, qui concentre entre ses mains une partie de l'autorité des maires, d'ajouter au texte des lois, des dispositions qui n'en seraient pas la conséquence rigoureuse ; son pouvoir est loin, à cet égard, d'être discrétionnaire ; autrement il substituerait son autorité à celle des législateurs. Ainsi donc, nous le répétons, il a seulement fait comprendre par l'ordonnance de 1839, l'esprit de l'article 77 du Code civil ; il a fait connaître les opérations qui devaient être assimilées aux inhumations, il a expliqué qu'il ne fallait pas croire, en s'en tenant à la lettre de cet article, que l'inhumation seule était interdite avant les délais fixés, mais que cette interdiction s'étendait à toutes les opérations pouvant entraîner la mort ; c'est donc, en résumé, une sorte d'avertissement donné aux médecins et aux familles qui pouvaient considérer ces opérations comme étant permises, puisqu'elles n'étaient pas nominativement défendues.

C'est par l'application des principes que nous venons d'exposer, que les infractions à l'ordonnance de police de 1839 comme aux autres règlements sur les inhumations, ne sont pas punies seulement des peines de simple police, mais peuvent, dans certains cas, être passibles des peines correctionnelles, édictées par l'article 358 du Code pénal pour toute contravention à l'article 77 du Code civil et aux règlements de police qui en découlent. Cette jurisprudence est constante et a toujours dirigé les tribunaux dans l'examen de ces sortes d'affaires.

A ces différents points de vue, l'ordonnance de 1839, quoi-qu'elle ait parfois été critiquée, devait produire et a produit d'excellents résultats.

Ce n'est pas, en effet, par un vain caprice, par un désir irréfléchi de créer des entraves à la liberté des familles et à l'exercice de la médecine, qu'elle a été rendue.

C'est à la suite de nombreux abus, de plaintes fondées, de réclamations imposantes, c'est à la demande même des tribu-naux, sur l'avis enfin du conseil de salubrité, que ces sages dispositions, dont je viens de vous exposer le but et la portée, ont été adoptées par les magistrats chargés de veiller à notre sûreté à tous. Et je ne sache pas que leur exécution ait soulevé, jusqu'à ce jour, la moindre réclamation fondée ; qu'elle ait apporté inutilement la moindre entrave à l'exercice libre et régulier de la profession médicale et des professions qui s'y rattachent.

Et si je pouvais vous dire avec quelle légèreté on demande parfois des autorisations de moulage, d'autopsie, etc., avant les délais voulus ; si je vous racontais des faits auxquels vous ne pourriez croire, et dont on pouvait conclure qu'on voulût détruire toute chance de retour à la vie, vous seriez les premiers à proclamer la sagesse de règlements qui sont un frein salutaire contre les écarts de l'ignorance, les mauvaises passions, ou même, je ne crains pas de le dire, un amour trop exclusif de la science ; vous reconnaîtriez avec moi combien peuvent être dangereuses les exceptions introduites, par quelque motif que ce soit, aux lois ou règlements de la nature de ceux dont il s'agit !

Il serait donc fort à désirer que des règlements analogues à l'ordonnance de 1839, existassent dans les autres départements.

Mais en principe, ainsi que nous l'avons expliqué, l'ensemble des opérations interdites, à Paris, par cette ordonnance, est interdit de droit par l'article 77 du Code civil.

Il n'y a donc plus lieu de discuter les prohibitions portées par l'ordonnance de police, puisqu'elles n'ajoutent rien à la loi, et qu'elles ne s'appliquent d'ailleurs qu'au ressort de la préfecture ; à plus forte raison ne doit-on pas s'arrêter à l'argumentation fondée sur ce que cette ordonnance n'a pas compris *l'opération césarienne* dans la nomenclature des opérations interdites. Du reste, si je croyais utile de discuter cette partie de l'argumentation de MM. Tardieu et Devergie, je ferais observer que l'ordonnance de 1839 doit être considérée comme *démonstrative*, et non comme *limitative*, distinction qui, en droit, présente une grande importance. Et cela est si vrai, que sur les réclamations des médecins vérificateurs des décès à Paris et à la demande de M. le préfet de la Seine,

M. le préfet de police a interdit, comme rentrant dans les dispositions de l'ordonnance de 1839, l'application de la glace sur le corps des personnes décédées, avant l'expiration du délai de vingt-quatre heures.

Je n'insisterai pas davantage sur ce point; je laisserai donc en dehors de la discussion l'ordonnance de 1839, qui ne concerne que le ressort de la préfecture de police et les arrêtés de M. le préfet de la Seine, pour ne m'occuper que de l'article 77 du Code civil, car il ne faut pas perdre de vue que la discussion qui nous occupe intéresse l'exercice de la médecine, non pas seulement à Paris, mais dans tout le territoire de l'empire; nous devons discuter dès lors l'application de la loi qui s'étend à tout ce territoire, c'est-à-dire de l'article 77 du Code civil. Or, cet article, en défendant de procéder à l'inhumation avant un délai de vingt-quatre heures depuis le décès, défend implicitement, et je ne pense pas que ceci puisse souffrir la moindre objection, ni en droit ni en fait, toutes les opérations qui peuvent convertir en mort réelle, une mort apparente.

Pendant ce délai de vingt-quatre heures, la personne décédée doit être entourée d'autant de soins que si elle était vivante. On ne peut y toucher avant que le maire ou son représentant ait accompli sa mission.

Cela étant admis, et à moins que l'on vienne prétendre que l'hystérotomie ne rentre pas dans la catégorie des opérations qui peuvent convertir une mort apparente en mort réelle, faudrait-il en conclure qu'elle ne peut être pratiquée que dans les délais prescrits par la loi, à moins d'une autorisation spéciale de l'autorité municipale?

Je suis loin d'admettre ces conclusions rigoureuses, mais cependant il ne me semble pas possible de les rejeter d'une manière absolue; il y a là une difficulté, une question d'interprétation, si l'on veut, devant laquelle on cherche en vain à se débattre, mais qui se présentera sous plus d'une forme; il faut donc la reconnaître, car elle est évidente, et ce qui le prouve, ce sont les communications qui vous ont été faites par des hommes sérieux, et dont l'expérience ne peut être mise en doute.

M. Hatin a surtout parfaitement compris toutes les difficultés de la question quand il vous dit : *L'opération césarienne doit être faite le plus près possible du décès de la mère, et bien avant que les signes physiques de la mort puissent être constatés. Elle entraîne donc forcément la transgression de la loi.*

Il voudrait, en conséquence, des dispositions qui pussent sauvegarder dans ces circonstances exceptionnelles la responsabilité du médecin.

Sur ce dernier point, j'ai applaudi aux opinions qui se sont manifestées dans cette enceinte. Votre commission a pressenti, dès le début de la discussion, tout le danger d'une proposition semblable ; elle a reconnu qu'elle était inadmissible. Mais, cependant, elle ne s'est pas prononcée d'une manière assez précise, suivant moi ; elle a éludé la difficulté en déclarant que la loi était suffisante pour sauvegarder la responsabilité du médecin, et elle n'a répondu qu'imparfaitement ainsi aux objections du docteur Hatin.

Eh bien, je crois cependant qu'il faut entrer plus hardiment au cœur de la question, et quant à moi, tout en reconnaissant la valeur des observations de M. Hatin, je n'hésite pas à dire qu'il y aurait les plus grands dangers à introduire dans la loi cette espèce de garantie qu'il sollicite.

Je ne parlerai pas des difficultés de toute nature qui se présentent pour le médecin consciencieux, lorsqu'il est appelé à faire l'opération césarienne dans les cas dont il s'agit. M. Depaul vous les a exposées sans en négliger aucune, et de la manière la plus remarquable ; il vous a surtout présenté la plus grave de toutes, *la constatation des signes de la mort ;* il vous a démontré que dans la majorité des cas, le médecin est obligé d'agir promptement, une heure au plus tard après le décès présumé et après s'être assuré, autant que possible, que la mort est réelle. *Autant que possible,* comprend-on tout ce que le médecin assume en ce cas de responsabilité ? Quand je me rappelle les travaux si importants, si nombreux et souvent si contradictoires auxquels a donné lieu l'étude des signes de la mort ; quand les hommes qui ont étudié avec le plus de soin cette question, ne se prononcent qu'avec la plus grande réserve ; quand je consulte les publications si remarquables faites dans le siècle dernier par Winslow, Bruhier et Louis ; par Nysten en 1811, et plus récemment par MM. Leguern et Bouchut ; quand l'un des signes les plus certains, admis par M. Bouchut, en dehors de la putréfaction, *la cessation des battements du cœur*, présente dans sa constatation tant de difficultés, car il faut d'abord l'ouïe exercée à l'auscultation et jouissant de la plénitude de ses facultés auditives ; quand le conseil d'hygiène publique de la Seine nous déclare, par l'organe de notre collègue M. Devergie, qu'au point de vue de ces difficultés, on ne devrait placer qu'en quatrième ordre, le signe indiqué par M. Bouchut, c'est-à-dire, après la rigidité cadavérique, l'absence de contraction des muscles sous l'influence d'agents galvaniques et la putréfaction ; quand enfin, les phénomènes anesthésiques ne permettent plus, par suite des études étendues et variées auxquelles ils ont donné lieu dans ces derniers temps, de considérer l'absence de toute contraction des muscles sous l'influence d'un agent galvanique, comme un caractère certain de la mort ; qu'en ce qui concerne le signe *tiré de l'auscultation du cœur*, et qui paraît être l'un des plus certains, il est à craindre qu'il ne conduise lui-même à l'erreur, en présence des faits qui prouvent, qu'après cinq ou six heures des apparences les plus complètes de la mort, dans des cas d'asphyxie, il est vrai, on a cependant pu rappeler les individus à la vie ; ne doit-on pas reconnaître combien il serait dangereux de s'appuyer sur les signes présumés de la mort, pour autoriser dans tous les cas, comme on le demande, l'opération césarienne, avant les délais fixés pour les inhumations ?

Sans doute, et je le déclare hautement, quelles que soient parfois les difficultés que présente la constatation de la mort en dehors de la putréfaction, quelles que soient les divergences d'opinion à cet égard, j'admettrais volontiers les garanties que demande M. Hatin, si des hommes tels que vous, tels que M. Hatin, tels enfin qu'un grand nombre de praticiens qui sont en France l'honneur de la médecine et de la chirurgie, étaient toujours juges de l'opportunité de l'opération. Je serais autant rassuré qu'il peut être possible, sur les conséquences d'une exception semblable. Mais quand je considère que malheureusement il n'en serait pas toujours ainsi, et à quelles mains se trouverait souvent livrée l'appréciation de ces difficultés, je suis effrayé des conséquences d'une semblable exception, et je pense que non-seulement l'académie ne doit pas l'admettre, mais que si le gouvernement y avait quelque tendance, elle devrait s'y opposer de tout le poids de son autorité.

Et encore, si les circonstances dont on vous parle, se présentaient fréquemment; si elles constituaient un ensemble de faits assez imposant pour faire ressortir la nécessité d'une modification quelconque à la loi, je comprendrais qu'il y eût peut-être quelque chose à faire dans l'intérêt du corps médical. Mais combien de faits peut-on citer? Dans votre pratique médicale, avez-vous trouvé beaucoup de cas où, en ce qui concerne l'opération césarienne, la loi gênât votre conscience? avez-vous encouru quelques poursuites? la législation enfin vous a-t-elle paru présenter une lacune assez grave pour justifier l'intervention de l'Académie?

Non certainement, je dois du moins le croire, puisque vous n'êtes pas montés à cette tribune où vos paroles auraient eu un juste et légitime retentissement! puisque cette Académie, qui conserve d'une manière si ferme et si digne les vrais principes sur lesquels repose l'exercice de votre profession, ne s'en est pas encore préoccupée.

Gardons-nous donc, en cet état de choses, et je réponds ici à la demande de M. Hatin, de manière qu'il n'y ait aucun doute sur le sens de mes paroles, gardons-nous, à l'occasion d'opérations exceptionnelles, et qui ont surtout si peu de chances de succès, d'ouvrir la porte à des abus bien autrement graves et fréquents que ceux que l'on veut détruire.

Ainsi, je le répète, tout en admettant la valeur des observations de M. Hatin, je repousse toute disposition légale qui permettrait aux médecins de pratiquer l'opération césarienne en dehors des règles fixées pour les inhumations.

MM. Depaul, Tardieu et Devergie pensent, comme moi, qu'il n'y a aucune suite à donner à cette proposition, mais par des considérations d'un autre ordre ; suivant eux, la loi n'a rien à voir dans la question, la pratique de l'opération césarienne rentrant dans l'exercice libre et régulier de la médecine, et devant être laissée dès lors à l'appréciation consciencieuse du médecin, qui n'a à se préoccuper en pareille matière, ni de la loi, ni des règlements de police.

Sans doute, je suis loin de rejeter ces propositions d'une manière absolue ; aussi je n'attaque que le principe qui leur sert de base et que je ne voudrais pas voir consacrer dans cette enceinte, à savoir, que *la loi est suffisante pour sauvegarder en cette matière la responsabilité du médecin.* Je craindrais que cette conclusion n'induisît vos confrères en erreur, en leur inspirant une fausse sécurité.

Je comprends, comme mes honorables collègues (sauf toutefois certaines réserves), que l'opération césarienne ne peut être assimilée, quant aux formalités à remplir, aux autopsies, au moulage, etc. Il serait bien difficile d'admettre en effet, dans la plupart des cas, que l'on dût se pourvoir d'une autorisation, que l'on dût attendre les preuves les plus évidentes des signes de la mort, telles que la putréfaction, etc. ; il vaudrait mieux déclarer qu'on ne pourra jamais pratiquer cette opération. Mais, précisément, par suite de ces difficultés, par suite d'un état de choses exceptionnel qui, plus que tout autre peut-être, doit être laissé à l'appréciation personnelle du médecin, et à sa responsabilité, je trouve dangereux de laisser croire aux médecins que l'on peut échapper *dans tous les cas* à l'application de la loi, et qu'elle n'a point à connaître de cette opération ; je désire au contraire, que les médecins soient bien pénétrés de ce principe, c'est que leur responsabilité est plus engagée ici qu'en toute autre circonstance, et qu'ils peuvent dans certains cas, être l'objet de poursuites.

Ainsi, par exemple, une femme enceinte meurt : le médecin pensant que l'enfant est viable (et ici encore se présente une sérieuse difficulté d'appréciation, que M. Depaul a si savamment discutée), pratique immédiatement l'opération césarienne. Il y a bien certainement là une infraction grave à l'article 77 du Code civil; il n'y a eu, en effet, aucune déclaration à la mairie, aucune constatation du décès, et, par le fait, on a empêché le maire de remplir son mandat; car que pourra-t-il constater quand il se présentera auprès de la personne décédée? Et, d'un autre côté, si l'opération a été faite à la demande d'un mari qui, dans un intérêt de succession et sans se préoccuper des conditions de viabilité, veut courir les chances que lui offre l'opération; si la famille de la femme vient ensuite réclamer contre cette opération et qu'elle accuse le médecin d'avoir tué la mère en pratiquant l'hystérotomie avant la constatation régulière du décès et l'expiration du délai de vingt-quatre heures, pensez-vous qu'il n'y aura pas là une grave question de responsabilité, quoique le médecin ait pu agir suivant toutes les règles de l'art, avec toute la prudence voulue ?

Est-il donc possible d'établir en principe, en présence de telles éventualités, que la loi sauvegarde suffisamment, en ce qui concerne l'opération césarienne, la responsabilité médicale? Y a-t-il un seul médecin dans cette enceinte qui ne fût un peu inquiet de se trouver en face d'une position pareille?

On a dit, d'un autre côté, peut-on défendre, sur une femme que l'on croit morte, une opération qui peut être faite sur une femme vivante? Oui, sans doute; car les conditions ne sont plus les mêmes; sur la femme vivante, l'opération est, dans les circonstances où vous la faites, impérieuse; il n'y a pas à hésiter, vous n'avez pas le choix, puisque la femme ne peut être accouchée par les voies naturelles; et puis, l'opération n'a pas pour cette femme les mêmes conséquences, pardonnez-moi, messieurs, si je me trompe, que sur une femme dont la vie ne tient plus qu'à un faible souffle. Dans ce dernier cas, vous êtes bien certain de tuer la femme, si elle n'est pas encore morte; dans le premier cas, au contraire, l'opération est pour la femme la seule chance de salut.

Maintenant, osera-t-on dire, pour sauvegarder sa responsabilité, que la femme était vivante et que l'on a opéré en conséquence? Mais alors, on sera en droit de demander au médecin pourquoi il ne l'a pas accouchée par les moyens ordinaires. Il y a là, vous le voyez, un cercle vicieux qui vous oblige, malgré tous les raisonnements, à aborder franchement et sans hésitation les difficultés de la question.

Mais, et je me hâte de le dire, si la loi ne peut rester étrangère à la question qui nous occupe, l'autorité qui l'applique est intelligente ; elle comprend toutes les exigences de votre profession ; elle comprend surtout tout ce que le médecin peut puiser de résolution dans cette espèce d'intuition qui lui dit d'agir, et qui l'entraîne presque malgré lui. Jamais elle ne songera, à moins de circonstances bien anormales, bien extraordinaires, à poursuivre le médecin qui aura agi suivant les règles de son art, suivant les inspirations de sa conscience, et qui pourra toujours expliquer d'une manière satisfaisante les motifs qui l'ont dirigé.

Je me résume, messieurs, et voici les propositions que je crois devoir vous soumettre, en m'appuyant sur les considérations que je viens d'avoir l'honneur de vous exposer.

Il n'y a pas de motifs suffisants de modifier les dispositions de l'article 77 du Code civil et des règlements de police concernant les inhumations et les opérations qui peuvent leur être assimilées.

Il est à désirer que des règlements analogues à ceux qui existent dans le département de la Seine soient publiés dans les départements ; que notamment, le soin de constater les décès soit confié à un médecin vérificateur. Nul autre, en effet, qu'une personne possédant des connaissances médicales, n'est apte à vérifier un décès, sans s'exposer à des erreurs funestes. L'article 77 du Code civil n'offre donc que des garanties imparfaites contre le danger des inhumations précipitées. Cependant je pense que l'intervention du maire est toujours utile en pareille circonstance. Il est ici le représentant de la société, et ce n'est pas sans raison que la loi a exigé que le décès fût constaté par ce magistrat. Les décès peuvent soulever, en effet, en dehors de leur constatation médicale, des questions d'ordre public dont le maire seul peut connaître et qui ne souffrent souvent aucun délai.

Permettez-moi, messieurs, en terminant, une dernière observation.

Si j'ai occupé un instant cette tribune, si j'ai cru devoir intervenir dans cette discussion importante, c'est qu'il m'a semblé que l'Académie de médecine, dont une des principales attributions est de connaître des questions de médecine légale et de police médicale, devait, en cette circonstance, se prononcer de façon que son opinion, dégagée de toute incertitude, de toute équivoque, pût être pour le corps médical qu'elle représente, un guide infaillible ou même un point d'appui dans certains cas ; ce sera en outre le seul moyen d'éclairer sur la manière dont elle entend la question, l'administration et la justice, pour lesquels, n'en doutez pas, messieurs, vos opinions ont toujours été et seront toujours d'un si grand poids.

Aussi, et permettez-moi de vous le dire, je voudrais voir l'Académie descendre plus souvent des hautes régions où elle se place avec tant d'éclat, sur le terrain des idées administratives et médico-légales, où elle aurait tant d'enseignement à propager, tant de saines doctrines à répandre, tant de préjugés à combattre. Il est vrai que sur ce terrain d'une culture souvent ingrate, le sujet ne se prêterait pas toujours à ces discussions brillantes qui, je l'avoue, vous séduisent en vous laissant sous le charme d'éloquentes paroles ; mais au moins, et comme compensation, on pourrait en espérer des résultats positifs, je pourrais dire pratiques, et qui ne seraient perdus pour personne.

Paris. — Imprimerie de L. MARTINET, rue Mignon, 2.

EN VENTE CHEZ J.-B. BAILLIÈRE ET FILS :

NOUVEAU TRAITÉ
DES
MALADIES VÉNÉRIENNES

D'après les documents puisés dans la clinique de M. RICORD,
et dans les services hospitaliers de Marseille

SUIVI D'UN APPENDICE

SUR LA SYPHILISATION ET LA PROPHYLAXIE SYPHILITIQUE, ET D'UN FORMULAIRE SPÉCIAL

Par le docteur MELCHIOR ROBERT,

Chirurgien en chef des hôpitaux de Marseille, ex-interne des hôpitaux de Paris.

1 vol. in-8, x-788 p. — 9 francs.

DE
L'ÉLECTRISATION LOCALISÉE

ET DE SON APPLICATION

A LA PATHOLOGIE ET A LA THÉRAPEUTIQUE

PAR LE DOCTEUR

G.-B. DUCHENNE (DE BOULOGNE)

Lauréat de l'Institut de France, et de l'Académie de médecine (Prix Itard),
Lauréat du Concours Napoléon III sur l'électricité appliquée.

DEUXIÈME ÉDITION
ENTIÈREMENT REFONDUE.

1 vol. in-8, xi-1046 p. avec 1 pl. lithogr. et 179 fig. dans le texte. — 14 fr.

Méthode pratique de laryngoscopie, par le docteur L. TURCK, médecin en chef de l'Hôpital général de Vienne. Édition française publiée avec le concours de l'auteur. In-8, 124 pages avec 1 planche lithographiée et 29 figures.................. 3 fr. 50

Des applications médicales de la pile de Volta, précédées d'un exposé critique des différentes méthodes d'électrisation, par le docteur HIFFELSHEIM, lauréat de l'Institut. In-8, 152 pages.. 3 fr.

De la conjonctivite purulente et de la diphthérite de la conjonctive, au point de vue du diagnostic différentiel et de la thérapeutique, par L. WECKER, docteur en médecine des Facultés de Wurzbourg et de Paris. In-4 de 87 p. 1 fr. 50

Traité des maladies des Européens dans les pays chauds, régions tropicales, climatologie, maladies endémiques, par le docteur DUTROULAU, ancien médecin en chef de la marine. In-8 de 620 pages........................... 8 fr.

Monographie clinique de l'affection catarrhale, par J. FUSTER, professeur de clinique médicale à la Faculté de Montpellier. In-8, 616 pages............ 8 fr.

Souvenirs de la campagne d'Italie. Observations topographiques et médicales. *Études nouvelles sur la pellagre,* par J.-CH.-M. BOUDIN, ex-médecin en chef de l'armée d'occupation en Italie. In-8, 67 pages avec 1 carte................ 2 fr. 50

De l'étude de la folie, par le docteur J.-M. GUARDIA. In-8, 32 pages........ 1 fr.

Les passions dans leurs rapports avec la santé et les maladies, par le docteur L.-X. BOURGEOIS. *Le libertinage,* in-18, 160 pages.................. 1 fr.

Paris. — Imprimerie de L. MARTINET, rue Mignon, 2.

www.ingramcontent.com/pod-product-compliance
Ingram Content Group UK Ltd.
Pitfield, Milton Keynes, MK11 3LW, UK
UKHW020910140726
13695UKWH00006B/2431